Intermittierendes Fasten

Abnehmen ohne Sport

1. Auflage 2017

Meine Empfehlung

Um dir mehr Infos als in diesem Buch zu bieten, empfehle ich dir nachfolgend eine **Webseite** auf der du 2 Fragen zum Thema Abnehmen **komplett kostenlos** beantwortet bekommst.

Klicke hierzu einfach jetzt auf den nachfolgenden Link und stelle dort deine 2 Fragen:

http://www.erfolgreiche-fettverbrennung.de/u1/

Inhaltsverzeichnis

Kapitel 1
Intermittierendes Fasten
Was ist das?

Wir alle kennen das Konzept des Verzichts auf Nahrung, das aus verschiedenen Gründen durchgeführt wird. Ob aus gesundheitlicher, religiöser oder ernährungstechnischer Motivation. Das Fasten ist weltweit bekannt und erfreut sich großer Beliebtheit.

Fasten ist dabei anders als viele Menschen glauben. Kein ständiges Ringen mit dem Hunger. Vielmehr wird beim Fasten darauf geachtet, dass man nicht ständig auf den eigenen Appetit hört, sondern dann zu essen, wenn man auch wirklich Hunger hat.

Das intermittierende Fasten ist, wie der Name bereits erraten lässt, eine besondere Form des Fastens. Der Begriff intermittierend kommt aus dem Lateinischen und bedeutet „aussetzen" oder „unterbrechen". Besonders an dieser Form des Fastens ist der Wechsel zwischen Fasten und normaler Ernährung.

Anders als bei anderen Formen des Fastens, wie beispielsweise dem Heilfasten, bei dem mindestens fünf Tage lang auf kalorienreiche Ernährung verzichtet wird, kommt es beim intermittierenden Fasten zu einem Wechsel zwischen Fasten- und Essensphasen und stellt für den Körper daher eine vergleichsweise geringe Belastung dar.

Intermittierendes Fasten kann grundsätzlich in zwei verschiedenen Variationen durchgeführt werden, die in diesem Buch natürlich näher erläutert werden.

In diesem Buch erkläre ich Dir außerdem, weswegen intermittierendes Fasten nicht nur zum Abnehmen, sondern zur allgemeinen Verbesserung des Gesundheitszustandes ist.
Intermittierendes Fasten ist der Begriff für eine Strategie, die Dir möglicherweise bereits unter einem anderen Namen begegnet ist: das Kurzzeitfasten.

Kapitel 2
Intermittierendes Fasten?
Vor- und Nachteile

Natürlich gibt es zahlreiche gute Gründe, weswegen sich Leute dazu entscheiden, intermittierend zu fasten. Schließlich ist der Prozess, insbesondere zu Beginn, nicht ganz einfach und erfordert viel Durchhaltevermögen.

Intermittierendes Fasten ist nicht nur sinnvoll, wenn man abnehmen oder sein Gewicht halten möchte. Viele Krankheiten können mit Hilfe dieses Lebensstils verhindert oder abgeschwächt werden. So zum Beispiel kardiovaskuläre Erkrankungen, also Krankheiten, die den Blutkreislauf betreffen.

Ein Grund, weswegen die außergewöhnliche Art zu fasten in diesem Fall eine Lösung darstellt, ist simple. Ein zu hoher Blutdruck ist der Hauptgrund für kardiovaskuläre Erkrankungen.

Wenn Du allerdings intermittierend fastest, wird sich ein zu hoher Blutdruck im Normalfall senken und unproblematische Werte erreichen. Neben dem positiven Effekt auf Dein Abnehmerfolg, unterstützt Du Deinen Körper also zusätzlich.

Zudem kannst Du das Risiko an Nervenerkrankungen minimieren und Deinen Cholesterinspiegel auf einem gesunden Niveau halten, wenn Du Dich für das intermittierende Fasten entscheidest.

Zudem entfaltet sich durch das intermittierende Fasten eine entzündungshemmende Wirkung.

Grund für diese positiven Effekte ist das Ausbleiben eines energieraubenden Prozesses. Da Dein Körper nicht mehr so häufig damit beschäftigt ist, Kraft in die Verdauung zu stecken, können andere "Baustellen" verstärkt angegangen werden.

Unterschiedlich, aber ebenfalls positiv ist der Vorgang, den viele Körperzellen durchmachen müssen, wenn Du beginnst intermittierend zu fasten. Das Ausbleiben der Nahrungszufuhr stellt für Deine Zellen eine neue Erfahrung dar, die Stress auslöst.

Je mehr Deine Zellen gefördert werden, umso besser "lernen" sie mit Stress umzugehen. Konkret heißt das, dass zukünftige Stresssituationen als nicht so anstrengend empfunden werden, wie es ohne den Prozess des intermittierenden Fastens der Fall wäre. Da Stress ein häufiger Auslöser von teils schweren Krankheiten ist, offenbart sich hier ein weiterer Grund, weswegen intermittierendes Fasten nicht nur förderlich ist, wenn du abnehmen möchtest.

Aufgrund der genannten Gründe gehen Forscher davon aus, dass intermittierendes Fasten sogar lebensverlängernd wirken kann.

Eine spannende Erklärung für die positiven Auswirkungen auf Deinen Körper hängt mit dem Leben unserer Vorfahren zusammen. Betrachtet man die frühe Geschichte des Menschen, so lässt sich feststellen, dass es nicht der Norm entsprach, eine ständige Versorgung mit Nahrung zu haben. Stattdessen kam es regelmäßig vor, dass unsere Vorfahren aufgrund von Misserfolgen bei der Jagd oder beim Sammeln länger auf eine Mahlzeit warten mussten.

Diese Tatsache entspricht einer Art des unweigerlichen intermittierenden Fastens, die laut einigen Wissenschaftlern für die höhere Widerstandsfähigkeit unserer Urahnen verantwortlich war.

Selbstverständlich ist diese Form des Fastens aber kein Wunder-Mittel. Das Fasten alleine wird Dich nicht über Nacht beim Abnehmen unterstützen. Ein aktiver, bewegungsreicher Lebensstil ist ebenso wichtig wie ein ständiger Blick auf Deinen Körper und jegliche Veränderungen, die Du erlebst.

Da jeder Mensch unterschiedlich ist, gibt es nämlich keine Pauschallösung für eine sinnvolle Art zu fasten. Genau wie bei den verschiedenen Methoden, musst Du entscheiden, ob intermittierendes Fasten das richtige Programm für Dich ist.

Diese Entscheidung kann ich Dir zwar nicht abnehmen, aber ein paar Tipps habe ich dennoch. Achte darauf, ob Dein Körper mit dieser Art des Fastens zurechtkommt. Wenn Du Dich selbst nach einiger Zeit des intermittierenden Fastens immer schlapp fühlst, ist diese Form des Abnehmens nicht die richtige für Dich.

Wenn Du Zweifel hast oder Du unsicher bist, ob Du intermittierend fasten solltest, lohnt es sich, Erfahrungsberichte von Freundinnen und Freunden und Experten anzuhören und mit Deinem Arzt zu sprechen.

Einige Experten haben Zweifel, ob intermittierendes Fasten bei Menschen mit einem geringen Body Mass Index (BMI) wirklich anschlägt, oder ob diese Form des Fastens lediglich übergewichtigen Menschen hilft. Aufgrund der Vielzahl an positiven Erfahrungsberichten und den weiteren gesunden Wirkungen des intermittierenden Fastens lohnt sich der Versuch, selbst wenn Du über einen geringen Body Mass Index verfügst.

Gleichzeitig behaupten andere Experten aus dem Bereich, dass auch schlanke Menschen intermittierendes Fasten gezielt nutzen können, wenn sie noch einige Körperregionen haben, in denen sie gerne abnehmen würden.

Beim intermittierenden Fasten werden, laut diesen Experten, nämlich auch kleine Fettreserven abgebaut.

Letztendlich musst Du selber merken, ob Du (als schlanker Mensch) vom intermittierenden Fasten profitierst oder ob sich der Aufwand mit Blick auf eine mögliche Fettverbrennung nicht lohnt. Jeder Körper ist einzigartig und daher solltest Du selber ausprobieren, ob sich der gewünschte Effekt erzielen lässt.

Erkenntnisse die es bezüglich der gesunden Wirkung des intermittierenden Fastens gibt, stammen dabei häufig aus interessanten Studien. So wurden zum einen Beispiele aus der Tierwelt untersucht und zum anderen wurden aber auch Körperwerte von Menschen analysiert. Bei diesen Menschen handelte es sich teilweise um Menschen aus Kulturkreisen oder Religionen, die aufgrund ihres Glaubens oder Traditionen fasten.

So fasten Muslime beispielsweise während des Ramadans bis zum Sonnenuntergang. Dieser Vorgang ist vergleichbar mit der Variante des intermittierenden Fastens bei der auf täglicher Basis gefastet wird.

Um zu verstehen, weswegen das intermittierende Fasten eine so erfolgreiche Art der Fettverbrennung ist, muss man die körperinternen Prozesse betrachten, die das Fasten auslöst.

Aufgrund der geringen Nahrungsaufnahme liegt der Insulinspiegel des Körpers konstant auf einem niedrigen Niveau. Dies hat zur Folge, dass die Fettverbrennung aktiviert wird.

Kapitel 3
Verbote und Risiken

Intermittierendes Fasten stellt insbesondere für diejenige eine gute Wahl dar, die auf ihre ungesunde Lieblingsmahlzeit oder Schlemmereien nicht verzichten möchten. Anders als bei vielen anderen Diäten oder Abnehmprogrammen darfst Du beim intermittierenden Fasten in den Zeiträumen, in denen Du nicht fastest, normal essen.

Es darf viel und sogar ungesund gegessen werden. Natürlich stellt eine gesunde Ernährung immer die bessere Alternative dar und wird Dich langfristig in Bezug auf das Abnehmen und Deinen Traumkörper auch weiter bringen. Dennoch werden beim intermittierenden Fasten auch dann gute Ergebnisse erzielt, wenn Du Dir in den „Essens-Phasen" nicht allzu viele Gedanken über Deine Ernährung machst.

Dennoch gibt es natürlich auch bei dieser speziellen Form des Fastens wichtige Regeln, die Du beachten musst, damit Du gute Ergebnisse erreichen kannst. Eine dieser Regeln bezieht sich auf das Trinken während der Fastenperioden.

Achte unbedingt darauf, dass Du während des Zeitfensters, in dem Du fasten musst, lediglich kalorienarme Getränke trinkst. Die beste Option ist, wie häufig beim Versuch abzunehmen, Wasser zu trinken. Allerdings kann auch ungesüßter Tee eine gesunde und gute Wahl darstellen.

Eine der größten „Risiken" beziehungsweise Fehler, die Du beim intermittierenden Fasten machen kannst, hängt ebenfalls mit der Flüssigkeitsaufnahme zusammen. Im folgenden Kapitel erkläre ich Dir, worauf Du achten musst.

Wesentlicher Bestandteil vieler religiöser Fastenrituale ist der Verzicht auf Essen und Trinken, um zu zeigen, dass man bereit ist, Opfer zu bringen und im Namen des eigenen Glaubens auch einen Lebensstil voller Verzicht führen kann.

Da das intermittierende Fasten natürlich lediglich auf die Gesundheit und das Abnehmen ausgelegt ist, verläuft diese Form des Verzichtens nach anderen Regeln ab. So ist das Auslassen des Trinkens sogar einer der größten Fehler, die Du beim intermittierenden Fasten machen kannst.

Vergesse nicht, dass Du viel trinken musst. Ebenso solltest Du aber, wie bereits angesprochen, darauf achten, dass du nur zuckerfreie Getränke konsumierst. Wenn Du viel trinkst, kannst Du Dein Hungergefühl leichter ausblenden, da Dein Magen durch die Flüssigkeit gesättigt wird.

Kapitel 4

Wie funktioniert intermittierendes Fasten?

Wie bereits angesprochen, gibt es zwei verschiedene Möglichkeiten, den Prozess des intermittierenden Fastens zu gestalten. Diese unterscheiden sich mit Blick auf die Phasen, in denen gefastet wird.

Bei den erklärten Methoden solltest Du unbedingt beachten, dass dies nur zwei Standard-Varianten sind, die natürlich nach Wunsch erweitert beziehungsweise verändert werden können. Du kennst Deinen eigenen Körper am besten und musst daher entscheiden, welche Möglichkeit für Dich am besten ist.

Die erste Möglichkeit des intermittierenden Fastens ist die, bei der täglich Zeiträume festgelegt werden, in denen gefastet wird.

Da Du den Zeitraum festlegst, während dem Du hierbei täglich auf Nahrung verzichtest, sollte Dir diese Methode nicht allzu schwer fallen.

Zu Beginn kannst Du kurze Zeiträume festlegen, diese aber nach und nach erweitern. Typisch sind für das Fasten Zeitfenster zwischen 16 und 20 Stunden.

Somit darfst Du 4-8 Stunden am Tag essen, den Rest des Tages muss allerdings auf Nahrungszufuhr verzichtet werden. Einige Möglichkeiten der Gestaltung Deines Tagesablaufs bei verschiedenen Fastenzeiten zeige ich Dir hier.

16 Stunden Fasten:

Frühstück um 10 Uhr

Mittagessen um 14 Uhr

Abendessen um 18 Uhr

18 Stunden Fasten:

Brunch um 11 Uhr

Abendessen um 17 Uhr

20 Stunden Fasten:

Brunch um 11 Uhr

Abendessen (bereits) um 15 Uhr

Wie Du bestimmt bemerkt hast, fällt bei meinem Beispiel bei 18 und 20 Stunden Fasten eine Mahlzeit am Tag aus. Während des Zeitfensters, indem du essen darfst, kannst Du auch weitere Zwischenmahlzeiten einschieben, wenn Du großen Hunger verspürst.

Zudem können die Zeiträume natürlich individuell gestaltet werden. Ob Du um 10 Uhr oder um 11 Uhr Deine erste Mahlzeit zu Dir nimmst, ändert am Gelingen des intermittierenden Fastens nichts, solange Du die festgelegten Zeiträume einhältst.

Wichtig ist, dass Du während des Fastenzeitraums ebenfalls auf den Konsum von kalorienhaltigen Getränken verzichtest. Du musst natürlich darauf achten, dass Du dennoch genug trinkst. Wasser ist hierbei die beste Option. Dieser Tipp klingt zwar banal, ist aber enorm wichtig. Viele machen beim intermittierenden Fasten den schweren Fehler, dass Trinken zu vergessen.

Die zweite Möglichkeit des intermittierenden Fastens fällt insbesondere denjenigen schwer, die erst vor kurzem zu Fasten begonnen haben. Anders als eben beschrieben, wird bei dieser Methode nämlich ein ganzer Tag ohne Nahrungszufuhr verbracht.

Wie viele Fastentage dabei pro Woche eingelegt werden, bleibt Dir überlassen. Während ein Tag pro Woche bereits einen guten Anfang darstellt, gibt es auch Menschen, die auf einen täglichen Wechsel zwischen Fasten und Nicht-Fasten schwören.

Wie Du sicherlich bereits bemerkt hast, stellt das intermittierende Fasten eine Form des Fastens dar, bei der du viele Möglichkeiten der eigenen Gestaltung hast. Es gibt keine Patentlösungen, sondern lediglich Vorschläge mit denen Du Deine eigenen Erfahrungen machen musst.

Welche Methode die richtige für Dich ist, hängt letztendlich von Deinem eigenen Durchhaltevermögen ab. Es ist nämlich immer besser, wenn Du Deine eigenen Vorgaben konsequent umsetzt, als an zu hohen Zielen zu scheitern.

Kapitel 5

Intermittierendes Fasten:

dauerhafter Hunger

Wenn der Begriff "Fasten" genannt wird, geht bei vielen Menschen ein innerer Alarm los. Fasten? Wie soll man das bloß aushalten? Ständiger Hunger...

Tatsächlich ist die Annahme, dass man beim Fasten dauerhaft mit Hunger zu kämpfen hat falsch. Zumindest bei den meisten Menschen.

Häufig ist das, was Du als Hungergefühl deutest nämlich kein wirklicher Hunger, also kein Bedürfnis Deines Körpers. Vielmehr verspüren wir Appetit, also lediglich Lust zu essen.

Wenn Du es schaffst, Deinen Appetit zu unterdrücken und auf "unnötige" Zwischenmahlzeiten zu verzichten, wird sich der lohnende Erfolg früh bemerkbar machen und Du kommst Deinem Ziel des Traumkörpers näher.

Falls du zu Beginn deines Fasten-Programms tatsächlichen Hunger verspürst, hast Du zwei Handlungsmöglichkeiten. Du kannst einerseits versuchen das Bedürfnis zu ignorieren und weiter zu fasten. Wenn das einmal gelingt, wird der Hunger in Zukunft nicht mehr so stark ausfallen.

Wenn das Bedürfnis zu essen allerdings sehr stark ist, kannst Du Deine Fastenzeit auch unterbrechen. Dabei solltest Du Dich auf keinen Fall schlecht oder schuldig fühlen, sondern Dir stattdessen bewusst machen, dass Du lediglich auf die Zeichen und Bedürfnisse Deines Körpers achtest.

Ein Grund, warum das Hungergefühl nach einiger Zeit des erfolgreichen Fastens zurückgeht, liegt an Deinem Blutzuckerspiegel. Wenn man viele Zwischenmahlzeiten einlegt und den Körper (auch mit Getränken) ständig mit Nahrung (Zucker) versorgt, steigt der Blutzuckerspiegel schlagartig an.

Da dieser nach der Mahlzeit aber schnell wieder nach unten absinkt, verspürst Du das Bedürfnis zu essen, um den Blutzuckerspiegel wieder auf das vorherige Niveau anzuheben.

Doch nun verrate ich Dir, wieso das Fasten gegen das Phänomen des plötzlich eintreffen Hungergefühls helfen kann. Wenn Du fastest und Deinen Blutzuckerspiegel somit nicht ständig ansteigen lässt, lernt Dein Körper wie von selbst, dass es möglich ist, auch längere Phasen ohne Nahrungszufuhr zu bewältigen.

Später erkläre ich Dir, für welche Personengruppen das intermittierende Fasten nicht geeignet ist. Wenn Du hierzu zählst, kann das Fasten kontraproduktiv und sogar gefährlich sein. Falls Du dennoch damit begonnen hast, musst Du Hungersignale Deines Körpers ernst nehmen und dementsprechend handeln, also etwas essen.

Obwohl das intermittierende Fasten allgemein als gesund gilt, lohnt es sich Deinen eigenen Lebensstil zu betrachten, bevor Du Dich hierfür entscheidest.

Wenn Du Dich ohnehin schlapp fühlst und einen anstrengenden Start in den Tag erlebst, ist es kontraproduktiv auf ein ausgiebiges Frühstück zu verzichten.

Ebenso solltest Du das intermittierende Fasten nicht ausprobieren, wenn Du schwanger werden möchtest, bereits schwanger bist oder stillst. Wie Du bestimmt bereits weißt, brauchst Du in den genannten Situationen viel Kraft und Energie, die durch Nahrungsaufnahme gewonnen wird.

Für welche Methode des intermittierenden Fastens Du Dich entscheidest, hängt maßgeblich damit zusammen, wie lange Du es ohne Essen aushältst. Jetzt weißt Du aber, dass Du darauf achten musst, Dich nicht lediglich nach Deinem Appetit zu richten oder diesen mit Hunger zu verwechseln.

Kapitel 6
Intermittierendes Fasten und Sport

Besonders für Sportler und diejenigen, die sich mit Trainingsprogrammen fit halten, stellt sich die Frage, ob trotz der geringen Nahrungszufuhr beim Fasten effektiv und gesund Sport getrieben werden kann. Diese Frage ist gerechtfertigt, da eine gesunde, ausgewogene Ernährung normalerweise Grundvoraussetzung für ein gesundes Sportprogramm ist.

Besonders zu Beginn des Fastens kann es sinnvoll sein, auf das Sporttreiben zu verzichten. Da sich Dein Körper an eine neue Ernährungsumstellung gewöhnen muss, in der er zu Beginn geschwächt ist, ist es gesünder, vorerst mit dem Sport aufzuhören. Eine andere Herangehensweise kann gesundheitliche Schäden zur Folge haben. Das Risiko lohnt sich also definitiv nicht.

Wenn Du das Gefühl hast, dass sich Dein Körper an das Fasten gewöhnt hat, kannst Du langsam wieder in den Trainingsalltag einsteigen.

Höre nach dem Wiedereinstieg aber ganz genau auf Deinen Körper. Wenn Du beim Training bemerkst, dass Dir Routinen schwerfallen oder Du zu Beginn nicht an vorherige Leistungen anknüpfen kannst, ist das kein Grund zur Sorge. Lasse Dir Zeit und die Ergebnisse werden sich von selbst wieder auf dein gewohntes Niveau einspielen und sich danach sogar noch verbessern.

Sobald Du Dich trotz (oder aufgrund) Deines intermittierenden Fastens körperlich fit fühlst, steht einem abwechslungsreichen und fordernden Training nichts mehr im Weg. Du musst, wie immer, nur darauf achten, dass Du Dich nicht überforderst und Du auf die Signale Deines Körpers achtest.

Wenn Du während einer Fastenperiode die Laufschuhe schnürst, ins Fitnessstudio gehst oder Dich mit Freunden zum Sport triffst, wirst Du möglicherweise zu Beginn merken, dass das Sporttreiben anstrengender als normal ist und du nicht an vorherige Leistungen anknüpfen kannst.

Da sich Dein Körper erst auf das Training auf leeren Magen einstellen und lernen muss, lediglich auf körpereigene Energiereserven zurückzugreifen, wird Dir das Training insbesondere am Anfang möglicherweise schwerfallen.

Nach einiger Zeit hast Du Dich an das Training auf leeren Magen gewöhnt und schaffst es hierdurch extrem viel Fett zu verbrennen, da Dein Körper direkt die körperinternen Fettreserven aufbraucht, um Energie zu gewinnen.

Zudem wirst Du nach einer Eingewöhnungsphase wieder Deine alten Leistungen erreichen können.

Meine Empfehlung für Deinen Abnehmerfolg:

Abnehmen durch Fasten

Klicke hierfür kostenlos auf den nachfolgenden Link

http://go.fettverbrennung.70787.digistore24.com/

Rezept 01: Lachs mit Ofengemüse

Zutaten

250 g Lachsfilet(s), auch TK
1 mittelgroße Zucchini
1 m.-große Paprika, rot oder gelb
300 g Cherrytomate(n), oder Romatomaten
150 g Champignons
100 g Schafskäse
2 Zehe/n Knoblauch
etwas Salz und Pfeffer
etwas Chiliöl

Zubereitung

Das Lachsfilet waschen und trocken tupfen, bei TK vorher antauen lassen, danach mit Salz, Pfeffer und nach Wunsch auch noch mit verschiedenen Kräutern würzen.

Schafskäse würfeln, Zucchini und Pilze in Scheiben und Paprika in Streifen schneiden, Tomaten halbieren und den Knoblauch zerhacken. Alles in eine Schüssel geben, mit Salz, Pfeffer und Knoblauch würzen. Außerdem noch etwas Chili-Öl beigeben.

Eine Schüssel aus Alufolie formen (am besten aus zwei Bögen Alufolie) und auf ein Backblech legen. Die „Schüssel" mit dem Gemüse füllen und anschließend den Lachs darüber verteilen.

Zum Schluss noch etwas Chili-Öl darüber geben und den Schafskäse darüber zerbröseln.

Dann bei 180° Ober-/Unterhitze für etwa 30-35 Minuten garen lassen.

Rezept 02: Hähnchenbrust mit Zucchini und Tomaten

Zutaten

250 g Hähnchenbrust

1 große Zucchini

½ Gurke(n)

3 m.-große Strauchtomate(n)

2 kleine Schalotte(n)

2 Zehe/n Knoblauch

100 g Frischkäse, fettarm, cremig feiner

1 Schuss Milch, 1,5 %

Salz und Pfeffer

Currypulver

Paprikapulver

Zubereitung

Hähnchenbrust waschen und klein schneiden. Etwas Fett in die Pfanne geben und das Fleisch anbraten. Danach mit Salz, Pfeffer und Curry würzen.

Das Fleisch zur Seite gelegt und warmhalten, nebenbei Zucchini, Gurke und Tomaten klein schneiden.

In der Pfanne die klein geschnittenen Zwiebeln und den gehackten Knoblauch anbraten, Zucchini hinzufügen und andünsten, die Zucchini muss noch bissfest aber weich sein.

Anschließend Gurke und Tomaten hinzugegeben und alles etwa 4 Minuten dünsten. Vielleicht noch etwas Wasser hinzugeben.

Dann Frischkäse und Milch hinzugeben und das Hähnchenfleisch in die Pfanne legen, Deckel schließen und bei schwacher Hitze 5-10 Minuten kochen lassen, bis die Soße cremig ist. Mit Paprikagewürz abschmecken.

Rezept 03: Hähnchenbrustfilet mit Spinat-Schafskäse

Zutaten

1 Blumenkohl

3 große Hähnchenbrustfilet(s)

1 Pck. Blattspinat

1 Pck. Schafskäse

2 EL Schmand

1/2 Becher Sahne

1 Zwiebel(n)

1 Knoblauchzehe(n)

etwas Fett zum Braten

Salz und Pfeffer

Muskat

evtl. Brühe, instant

Zubereitung

Füllung:

Zwiebeln zerkleinern und mit dem Knoblauch anschwitzen, dann den Spinat hinzufügen und mit Salz, Pfeffer und Muskat würzen.

Wasser in die Pfanne geben, den Deckel für etwa 5 Minuten schließen und das Ganze ziehen lassen. Das Wasser abgießen und den Inhalt der Pfanne mit dem Schafskäse mischen.

Die Füllung in die seitlich aufgeschnittenen Hähnchenbrustfilets geben. 3 Minuten von jeder Seite anbraten, Deckel schließen und für 10 Minuten auf kleinster Stufe garen.

Püree:

Blumenkohlröschen vom Stamm abteilen, Wasser in einem Topf (der Topf darf nur zu 1/4 mit Wasser gefüllt sein) zum Kochen bringen, einen Brühwürfel nach Belieben hinzugeben und dann den Blumenkohl dazugeben. Das Ganze für 12 Minuten mit geschlossenem Deckel kochen lassen.

Wasser abgießen, mit Muskat, Salz und Pfeffer würzen, Schmand und Sahne hineingießen und durchmixen.

Rezept 04: Überbackene Hähnchenfilets mit mediterranem Gemüse

Zutaten

4 Hähnchenfilet(s)

1 mittelgroße Zucchini

1 m.-große Zwiebel(n)

1 Paprikaschote(n), gelb

150 g Champignons, braune, frische

2 Frühlingszwiebel(n)

1 Pck. Tomate(n), passierte oder stückige (500 ml)

1 Pck. Kräuterquark (200 g)

2 EL Tomatenmark

1 Pck. Käse, gerieben

Salz und Pfeffer

Paprikapulver

Knoblauch

Oregano

n. B. Olivenöl oder Rapsöl

Zubereitung

Die Filets von beiden Seiten mit Salz und Pfeffer würzen und anschließend in Raps- oder Olivenöl angebraten. Dann in eine große mit Öl gefettete Auflaufform nebeneinander legen.

Gemüse säubern. Die Zucchini in kleine Fächer (zweimal der Länge nach halbieren und klein schneiden) schneiden, die Zwiebel schälen und grob würfeln, die gelbe Paprika in schmale Streifen und die Frühlingszwiebel in Ringe schneiden.

Danach die Champignons putzen (nicht waschen) und vierteln.

Schließlich wird das Gemüse rund um das Filet verteilt.

Für die Soße die passierten oder gehackten Tomaten mit 2-3 EL Tomatenmark vermengen und mit Salz, Pfeffer, Oregano, Paprikapulver und Knoblauch würzen. Danach wird noch der Kräuterquark eingerührt.

Die Soße mit in die Auflaufform geben und ggf. mit Käse bestreuen.

Dann bei 200°C Ober-/Unterhitze (oder 180°C Umluft) für 30 Minuten im Ofen backen.

Tipp: Filets nicht so stark durchbraten, sonst sind die hinterher zu trocken und nicht mehr saftig.

Rezept 05: Pfannengericht - Brokkoli-Käse-Pfanne

Zutaten

400 g Brokkoli, frisch oder TK
3 Ei(er)
1 Zwiebel(n)
50 g Käse, beliebige Sorte, gerieben oder am Stück
Salz und Pfeffer
Paprikapulver, rosenscharf
1 Chilischote(n), optional
Etwas Olivenöl
Etwas Petersilie, optional

Zubereitung

Brokkoliröschen waschen und klein schneiden, Zwiebel schälen und würfeln, Käse reiben wenn man ein Stück gekauft hat.

Frischen Brokkoli und Zwiebel in einer Pfanne mit geschlossenem Deckel für ca. 5 Minuten bei mittlerer Hitze andünsten.

Die Eier mit einer Gabel verquierlen.

Die verquierlten Eier mit in die Pfanne geben und etwa 2 Minuten stocken lassen und den Käse hinzufügen.

Nach Belieben noch etwas Chili und Petersilie draufgeben.

Anschließend salzen, pfeffern und etwas Paprikapulver drüberstreuen. Danach bei schwacher Hitze etwa 15 Minuten stocken lassen. Die Oberfläche muss fest sein.

Man kann die Pfanne auch bei 200°C für 5 Minuten im Ofen stocken lassen.

Rezept 06: Pfannengericht - Couscouspfanne

Zutaten

2 Paprikaschote(n), gelb und rot

250 g Tomate(n)

1 Zwiebel(n)

150 g Kürbisfleisch

1/2 Gurke(n)

50 g Erbsen und Karotten, TK

200 g Gemüse, weiteres nach Wahl

2 Eigelbe

4 Eiweiß

100 g Couscous

Salz und Pfeffer

Sojasauce

Paprika

Curry

Basilikum

Oregano

Olivenöl

Zubereitung

Gemüse klein schneiden. Eier verquirlen und mit Curry, Sojasauce, Salz, Pfeffer, Oregano, Paprikapulver und Basilikum würzen.

Couscous kochen, Ohne Couscous ist es vollständig Low Carb.

Öl in einer Pfanne erhitzen, Zwiebel und Kürbisstückchen darin anbraten, das restliche Gemüse hinzugeben, evtl. etwas Öl hinzufügen damit das Gemüse weicher wird.

Eier hinzufügen und von beiden Seiten braten, bis das Ei gar ist. Den Couscous hinzufügen und durchrühren. Abschmecken und bei Bedarf nachwürzen.

Rezept 07: Pfannengericht - Gemüsepfanne mit Kokosmilch

Zutaten

500 g Fischfilet(s), TK oder frisch (z. B. Pangasius, Seelachs)

1 Zucchini

1 Paprikaschote(n), gelbe

1 Paprikaschote(n), orange

1 m.-große Zwiebel(n)

100 g Brokkoli, frisch oder TK

2 Frühlingszwiebel(n)

500 ml Kokosmilch

1 Prise(n) Ingwerpulver

1 EL Rapsöl

1 EL Sesamöl

Salz und Pfeffer

Knoblauch

Dill

Zubereitung

Bei TK-Fisch, den Fisch auftauen lassen. Anschließend abtropfen lassen, abtupfen und in kleine, etwa 1-2 cm große, Stücke schneiden, dann salzen und Pfeffern und an die Seite stellen.

Beide Öle mischen (Hinweis: Da das Sesamöl einen sehr intensiven Geschmack hat und nicht jeder das mag, kann auch nur Rapsöl verwendet werden), Gemüse sauber machen.

Zucchini in dünne Scheiben schneiden und die Scheiben halbieren. Zwiebeln grob hacken und die Paprika grob gewürfelt, die Röschen vom Brokkolibund abtrennen (bei TK-Brokkoli die Röschen abwiegen), die Frühlingszwiebeln in Ringe schneiden, auch das Grün.

Alles, außer den Brokkoli, mit Salz, Pfeffer, Knoblauch und Dill ordentlich würzen und in der Ölmischung anbraten. Die Kokosmilch hinzugeben und das Ganze aufkochen.

Anschließend etwa 15 Minuten auf kleinster Stufe und ohne Deckel köcheln lassen, bis die Soße etwas weniger geworden ist. Eventuell mit etwas Soßenbinder für helle Soßen abbinden (dadurch ist es aber nicht mehr zu 100% Low Carb).

Nun den Brokkoli hinzugeben und mit einer Prise Ingwer würzen (aber nicht zu viel, denn Ingwer ist geschmacklich sehr dominant).

Zum Schluss wird der Fisch hinzugefügt und alles wird etwa 5 Minuten geköchelt.

Rezept 08: Pfannengericht - Fischpfanne

Zutaten

4 Fischfilet(s), fettarme (z. B. vom Pangasius, Seelachs etc.)

200 g Garnele(n) oder Eismeerkrabben oder Prawns

1/2 Dose Tomate(n), gehackte

1 Porreestange(n)

1 Zwiebel(n)

200 ml Milch, fettarme oder Magermilch oder Sojamilch

1 Handvoll Petersilie, frische oder 1/2 Pck TK

1 einige Stiele Dill, frisch oder TK

Salz und Pfeffer

etwas   Olivenöl

1 Zitrone(n)

Zubereitung

Das Fischfilet nach dem Auftauen, abwaschen und klein schneiden. 10 Minuten in frischem Zitronensaft einlegen.
Porree säubern und in ca. 0,5 cm dicke Ringe schneiden.

Zwiebeln klein schneiden und mit dem Porree in etwas Öl anschwitzen. Dosentomaten in eine Pfanne geben, Milch(optional Soja- oder Magermilch) hinzugießen und kochen.

Das Zwiebel-Porree-Gemisch mit in die Pfanne geben, mit Salz, Pfeffer und evtl. anderen Gewürzen abschmecken und dann 10 Minuten köcheln lassen.

Die Fischstücke beifügen und weitere 10 Minuten köcheln. Dann die Garnelen dazu geben und solange kochen bis sie gar sind.

Die gehackte Petersilie und gehackten Dill mit in die Pfanne geben und nach dem erneuten erwärmen nochmals mit Salz und Pfeffer abschmecken.

Rezept 09: Pfannengericht -
Hähnchen-Blumenkohl-Pfanne

Zutaten

1 kleiner Blumenkohl

2 m.-große Spitzpaprika, rot

2 Lauchzwiebel(n)

300 g Hähnchenfilet(s)

50 g Bacon, gewürfelt

1 Bund Schnittlauch

1 Handvoll Erbsen, TK

n. B. Sahne, halbfette Sahne oder Milch, ca. 50 ml

2 Ei(er)

Sojasauce

Salz und Pfeffer

Knoblauch, frisch oder Knoblauchpulver

Zubereitung

Blumenkohl, Lauchzwiebeln und Paprika säubern, Lauch und Paprika klein schneiden und den

Blumenkohl klein hobeln. Eier verquirlen und Schnittlauch klein hacken.

Bacon würfeln und in einer Pfanne leicht rösten, Hähnchenfilet klein schneiden und zu dem Bacon geben und mitbraten bis sie bräunlich gefärbt sind, dann rausnehmen.

Dann werden die Paprika- und Lauchstücke zu dem Bacon gegeben und bei mittlerer Hitze mitgebraten. Den Blumenkohl dann kurz mitbraten, das Hähnchenfilet und die Erbsen hinzufügen. Bei Bedarf Milch oder halbfett Sahne hinzugeben (nur wenn das Ganze zu trocken ist).

Die Eier in eine Mulde in die Mitte der Pfanne geben, kurz stocken lassen und alles verrühren. Dann den Schnittlauch hinzugeben.

Schließlich mit Salz, Pfeffer und Sojasoße abschmecken und nach Belieben Knoblauchpulver oder frischen Knoblauch dazugeben.

Rezept 10: Pfannengericht - Hähnchenbrustfilet mit Karotten

Zutaten

400 g Hähnchenbrustfilet(s)

40 g Ingwerwurzel

100 g Shiitake-Pilz(e) aus dem Glas

175 g Bambussprosse(n) aus dem Glas

250 g Karotte(n)

120 g Lauch

10 g Koriandergrün

3 Blätter Zimmerknoblauch oder 0,5 Knoblauchzehe

1/2 TL   Korianderpulver

1 TL, gestr. Himalayasalz oder Meersalz

1 TL Maisstärke, optional

2 EL Wasser, optional

Für die Marinade:

4 EL Sojasauce, glutenfrei, salzarm

1/4 TL Chiliflocken

3 EL Kokosöl

1 EL Olivenöl

1 Spritzer Balsamicocreme

Zubereitung

Fleisch klein schneiden und den Ingwer klein würfeln. Die Zutaten für die Marinade verrühren. Das Fleisch und den Ingwer rein legen und gut durchmischen.
Das Fleisch mit der Marinade knapp eine Stunde in den Kühlschrank stellen.

Bambussprossen und Shiitake-Pilze abtropfen lassen, den Lauch in etwa 0,5 cm dicke Ringe schneiden und das Koriandergrün (optional auch den Zimmerknoblauch) klein schneiden. Die Karotten in feine Streifen schneiden.

Das Fleisch in einer Pfanne etwa 2 Minuten anbraten, die Karottenstreifen und die Lauchringe hinzugeben, durchrühren und nach 1 Minute köcheln die Pilze und die Bambussprossen hinzugeben.
Nach einer weiteren Minute die Kräuter hinzugeben und ggf. mit Salz nachwürzen.

Man kann auch noch 1 TL Maisstärke in 2 EL Wasser einrühren und die Soße damit binden.

Rezept 11: Pfannengericht - Kräuter-Tomatenpfanne

Zutaten

150 g Geflügelfleisch
100 g Champignons
100 g Kirschtomate(n)
1 EL Frischkäse
etwas Salz und Pfeffer
1 TL Kräuter, italienische
1 TL Chiliflocken
etwas Öl
1 große Gemüsezwiebel(n)

Zubereitung

Zuerst das Geflügelfleisch, die Champignons, die Zwiebeln und die Kirschtomaten klein schneiden.

Dann das Fleisch in Öl angebraten und mit den Chiliflocken, mit Salz und Pfeffer würzen, die

Zwiebeln und die Champignons hinzufügen und das Ganze 3-4 Minuten anbraten.

Anschließend den Frischkäse und die italienischen Kräuter hinzugeben und das Ganze ca. 5 Minuten köcheln.

Rezept 12: Pfannengericht - Rinderhackfleisch mit Zucchini

Zutaten

500 g Rinderhackfleisch

500 g Zucchini

300 g Champignons

1 kleine Spitzpaprika, rot

n. B. Zwiebel(n) oder Lauch

140 ml   Mandelsahne oder Kokosmilch

Einige Chiliflocken oder etwas Pfeffer

etwas Himalayasalz oder Meersalz

n. B. Kräuter (Thymian, Zimmerknoblauch oder Pilzkraut), frisch

n. B. Kokosöl oder Olivenöl

1 1/2 EL Chiasamen zu Gel verarbeitet, optional

70 g Parmesan aus Schafsmilch, gerieben, plus etwas mehr zum Darüberstreuen

Zubereitung

Zucchini säubern, Enden abschneiden und vierteln.

Champignons putzen und in Scheiben schneiden, Paprika in Streifen schneiden und Lauch oder Zwiebeln klein schneiden.

Rindergehacktes kurz ohne Öl anbraten, Salz hinzufügen, Zucchini und Zwiebeln/Lauch hinzugeben und kurz mitanbraten. 1-2 EL Kokosöl beifügen, Champignons hinzugeben und weiterbraten. Paprika, Mandelsahne, Chiliflocken, Kräuter, Parmesan und Chiasamen unterrühren.

Schließlich noch etwas Parmesan darüber streuen.

Rezept 13: Pfannengericht - Spargelpfanne

Zutaten

160 g Spargel, grün, in schräge Scheiben
geschnitten
1 große Karotte(n), evtl. gelb
1 EL, gehäuft   Kokosöl, cremiger Zustand
1 1/2 TL Hanfsamen, geschält
etwas   Salz und Pfeffer
etwas   Käseersatz (Parmesanersatz), vegan, oder
vegetarischer Parmesan
einige   Sprossen (Rote Bete-Sprossen) oder evtl.
andere

Zubereitung

Spargel waschen, schälen und in schräge Scheiben
schneiden. Die Spargelscheiben etwa 2 Minuten in
heißem Kokosöl anschmoren.

Nebenbei die Karotte schälen und fein raspeln, dann zum Spargel geben und nach 1 Minute die Hanfsamen dazugeben. Mit Salz und Pfeffer abschmecken und den Käseersatz hinzugeben (bei richtigem Parmesan wird wohl kein Salz gebraucht).

Rote Bete Sprossen kurz anbraten und auf das fertige Gericht geben.

Rezept 14: Pfannengericht - Wiener Würstchen mit Zucchini

Zutaten

1 mittelgroße Zucchini
1 m.-große Karotte(n)
2 Wiener Würstchen
2 Ei(er)
Etwas Butter oder Öl
etwas Salz oder Society Garlic Salz
etwas Pfeffer
2 EL Mais, optional

Zubereitung

Die Zucchini nicht schälen und entweder raspeln oder in Scheiben schneiden und dann vierteln.
Die Karotten ebenfalls raspeln und die Würstchen in Scheiben schneiden.

Alles in einer Pfanne mit Butter anbraten und dann erst mit Salz und Pfeffer würzen. Anschließend die

Eier aufschlagen, alles vermengen und einen Moment in der Pfanne weiterbraten.

Rezept 15: Pfannengericht Garnelen mit Zucchini

Zutaten

150 g Zucchini

50 g Lauch (Porree)

90 g Garnele(n) oder Krabben

2 EL Kokosöl oder Olivenöl

etwas Chiliflocken oder Pfeffer

3 TL, gehäuft Schmand oder Crème fraîche

2 m.-große Ei(er)

etwas   Salz (Society Garlic Salz) oder Himalayasalz

n. B. Koriandergrün

4 kleine Cocktailtomaten

Zubereitung

Lauch in Ringe schneiden, Zucchini vierteln und Tomaten halbieren.

Lauch und Zucchini in einer Pfanne mit heißem Öl anbraten, Garnelen kurz mitbraten lassen.

Würzen, Schmand hinzufügen, Eier untermischen, klein geschnittene Korianderblätter unterrühren. Tomaten nach dem Anrichten über das Gericht geben.

Rezept 16: Hähnchencurry Variante 01

Zutaten

150 g Hähnchenbrust

2 EL Sojasauce

1 Msp. Sambal Oelek

1 große Paprikaschote(n) oder anderes Gemüse (z.
B. Karotten, Zucchini, Brokkoli)

1 Tasse Wasser

1 TL Currypulver

2 TL Tomatenmark

50 ml Kaffeesahne (0,2 % Fett)

Etwas Johannisbrotkernmehl zum Binden

Salz

Etwas Knoblauchpulver oder frischen Knoblauch

Zubereitung

Die Hähnchenbrust in Streifen schneiden, das
Sambal Oelek mit der Sojasoße vermengen. Die
Hähnchenbruststreifen für etwa 10 Minuten in der

Marinade eingelegt. Währenddessen das Gemüse säubern, evtl. schälen und klein schneiden.

In einer beschichteten, erhitzen Pfanne die Hähnchenbruststreifen mit der Marinade (ohne Öl) unter ständigem Rühren anbraten. Das Gemüse hineingeben und andünsten. Tomatenmark und Currypulver hinzugeben und mit Wasser ablöschen.

Johannisbrotkernmehl hinzugeben und bis zur gewünschten Festigkeit des Gemüses köcheln lassen. Mit Kaffeesahne abschmecken und ggf. mit etwas Knoblauchpulver und Salz nachwürzen.

Rezept 17: Hähnchencurry Variante 02

Zutaten

500 g Hähnchenbrust, oder Putenbrust
400 ml Kokosmilch, bei Bedarf auch mehr
2 EL Sojasauce
2 TL Currypaste, rot, bei Bedarf mehr oder weniger
5 Frühlingszwiebel(n)
2 Paprikaschote(n), rot
1 Glas   Bambusscheiben
1 Zehe/n Knoblauch, n.B.
Salz und Pfeffer

Zubereitung

Hähnchen- oder Putenbrust sowie Paprika und Frühlingszwiebeln klein schneiden und Knoblauch klein hacken.

Die Currypaste wird in der Pfanne angebraten, damit sich das Aroma der Paste entfalten kann, das Fleisch hinzufügen und mitbraten.

Wenn die Hähnchen-/Putenbrust gut angebraten ist, wird das Gemüse und der Knoblauch hinzugegeben und alles zusammen gedünstet.

Mit der Kokosmilch ablöschen und ein wenig andicken, bei Bedarf Sojasoße hinzugeben. Danach nur noch abschmecken und ggf. nachwürzen.

Tipp: Dazu Reis servieren (ist dann aber nicht mehr Low Carb). Man kann auch noch anderes Gemüse hineingeben.

Rezept 18: Frikadellen mit Speckbohnen

Zutaten

500 g Hackfleisch vom Rind

1 Ei(er)

1 große Möhre(n)

1 Zwiebel(n)

3 EL Leinsamen, geschrotet

1 EL Olivenöl

1 EL Senf

1 EL Tomatenmark

Pfeffer

Salz

Paprikapulver

2 EL Ajvar oder Paprikapaste

1 kg Bohnen, (Prinzessbohnen), TK

50 g Speck, gewürfelt

Öl zum Braten

Zubereitung

Möhren und Zwiebeln klein raspeln und mit Hackfleisch, Ei, Senf, Leinsamen, Olivenöl und Tomatenmark in einer Schüssel vermischen. Aus dem Gemisch werden dann Frikadellen geformt.

Die Bohnen in Salzwasser kochen und die Frikadellen in Öl oder Margarine anbraten.

Die Bohnen abschütten und den Speck kurz anbraten, danach die Bohnen hinzufügen und 2 EL Ajvar oder Paprikapaste hinzufügen.

Rezept 19: Rindsfrikadellen

Zutaten

500 g Hackfleisch, vom Rind

1 Ei(er)

1 EL Quark

2 EL Mehl (Kichererbsen-)

2 EL Petersilie

1 Schalotte(n), oder Zwiebel

1 Knoblauchzehe(n)

Piment, gemahlen

Korianderpulver

Paprikapulver

Salz und Pfeffer

Senf

Olivenöl, zum Braten

Zubereitung

Schalotten würfeln, Knoblauch pressen, alle Zutaten vermischen und verkneten. Nach Belieben mit

Piment(sehr dominant), Korianderpulver, Paprikapulver, Salz und Pfeffer würzen.

Gemisch 5 Minuten durchziehen lassen, Frikadellen formen und von beiden Seiten goldbraun anbraten.

Rezept 20: Thunfischfrikadellen

Zutaten

1 gr. Dose/n Thunfisch im eigenen Saft
1 kl. Dose/n Thunfisch im eigenen Saft
2 EL Kräuterfrischkäse, 0,2% Fett
150 g Weißkohl, Rotkohl oder Blumenkohl, in der
Küchenmaschine zerkleinert
1 halbe Zwiebel(n)
1 Eiweiß
Salz und Pfeffer
Kräutersalz und Gewürzsalz
Crema di Balsamico, optional

Zubereitung

Alle Zutaten, inklusive des abgetropften
Thunfisches, in eine Schüssel geben und gut
verrühren. Optional kann man noch etwas
dickflüssigen Balsamico hinzugeben.

Den Teig abwiegen und durch 6 teilen (jedes Teigstück müssen ca. 70g sein).

Aus jedem Teigstück eine Frikadelle Formen und in ein Muffinförmchen geben.

Ca. 30 Minuten bei 180°C Umluft backen.

Rezept 21: Frikadellen-Variante 01

Zutaten

1 kg Hackfleisch, (Rinderhack)
100 g Kleie, (Weizenkleie)
2 Eiweiß
1 Zwiebel(n), gewürfelt
1 Becher Hüttenkäse
1 Salz und Pfeffer, nach Geschmack
2 EL Öl, (Sojaöl)

Zubereitung

Hackfleisch, Kleie, Eiweiß, Zwiebeln und Hüttenkäse vermischen, Frikadellen formen und in Öl von beiden Seiten anbraten.

Rezept 22: Frikadelle-Variante 02

Zutaten

700 g Hackepeter, gewürzt, vom Schwein
1 Zwiebel(n)
2 Ei(er)
150 g Blumenkohl
50 g Magerquark
30 g Käse, gerieben
Salz und Pfeffer
n. B. Sambal Oelek

Zubereitung

Den Blumenkohl in einem Multizerkleinerer zerkleinern, die Zwiebeln in kleine Würfel schneiden und mit dem Blumenkohl etwa 10 Minuten bei schwacher bis mittlerer Hitze anschwitzen.

Die Eier, den Quark und den Käse zu einer glatten Masse verrühren und die leicht abgekühlte Blumenkohl-Zwiebelmasse unterheben.

Den Hackepeter unter die Mischung rühren und kleine Frikadellen formen.

Diese anschließend von beiden Seiten in der Pfanne anbraten.

Rezept 23: Frischkäsepizza

Zutaten

3 Ei(er)
100 g Frischkäse
2 EL Mandelmehl
1 Msp. Backpulver
1 gehäuft TL Salz
1 TL Oregano

Zubereitung

Alle Zutaten vermischen und auf ein, mit Backpapier ausgelegtes, Backbleck geben. Das Ganze wird bei 180°C ca. 30 Minuten im Backofen backen.

Nach den 30 Minuten, wird der Pizzaboden mit der Unterseite nach oben hingelegt, mit einer Gabel werden ein paar Einstiche gemacht und nach Belieben mit Tomatensoße bestrichen und den eigen gewählten Zutaten belegt. Schließlich wird die

Pizza nochmal in den Ofen geschoben und bis sie die gewünschte Farbe hat gebacken.

Nach dem Backen ist der Boden fest, aber er wird nicht knusprig durch den Frischkäse.

Rezept 24: Hackfleischpizza

Zutaten

1 kg Hackfleisch, gewürztes

1 Flasche Sauce (Zigeunersauce), ca. 500 ml

1 Becher Crème fraîche oder Schmand, ca. 200 g

3 Tomate(n)

1 Glas Oliven, schwarze

1 Glas Champignons, in Scheiben geschnittene

1 m.-große Zwiebel(n)

200 g Feta-Käse

1 Ei(er)

Zubereitung

Hackfleisch mit dem Ei vermischen und in einer Fettpfanne oder einer Auflaufform gleichmäßig verteilen.

Oliven, Pilze, gestückelte Tomaten und Zwiebelringe auf der Masse verteilen. Zigeunersauce und Schmand verrühren und über das Gemüse geben. Bei 200°C Umluft für 30 Minuten in den Ofen schieben.

Feta-Käse würfeln, über die Pizza geben und 15 Minuten weiterbacken.

Rezept 25: Spinat- und Brokkolipizza

Zutaten

100 g Leinsamen, geschrotet

1 Ei(er)

1 EL, gehäuft   Magerquark

1 TL Senf

2 Tomate(n)

2 Knoblauchzehe(n)

2 EL Olivenöl

3 Tomate(n), getrocknet

1 EL Oregano

Meersalz

Pfeffer, schwarz

50 g Gouda, mittelalt

n. B. Spinat

n. B. Brokkoli

Zubereitung

Backofen auf 180°C vorheizen.

Leinsamen fein zerkleinern, danach mit Ei, Senf und Magerquark mit einem Rührstab vermischen und alles auf Backpapier geben. Dann mithilfe des Backpapieres eine Kugel formen und dann ein weiteres Backpapier drüber legen und mit einem Nudelholz die Kugel gleichmäßig ausrollen. Den Boden mit dem unteren Backpapier auf ein Backblech legen und für 10 Minuten in den Ofen schieben.

Tomaten, getrocknete Tomaten und Knoblauch zerhacken, mit Olivenöl, Oregano, Salz und Pfeffer verrühren und in eine heiße Pfanne geben und etwa 2 Minuten kochen.
Somit hat man eine leckere Tomatensoße.

Die Soße wird auf dem Boden verteilt und mit Spinat und Brokkoli, oder was man darauflegen möchte, belegt.

Dann mit Käse bestreut und für 10-15 Minuten bei 220°C in den Backofen schieben.

Meine Empfehlung

Um dir mehr Infos als in diesem Buch zu bieten, empfehle ich dir nachfolgend eine **Webseite** auf der du 2 Fragen zum Thema Abnehmen **komplett kostenlos** beantwortet bekommst.

Klicke hierzu einfach jetzt auf den nachfolgenden Link und stelle dort deine 2 Fragen:

http://www.erfolgreiche-fettverbrennung.de/u1/

Haftungsausschluss

Der Inhalt dieses Buchs wurde mit großer Sorgfalt geprüft und erstellt. Der Autor übernimmt keinerlei Gewähr für die Aktualität, Korrektheit, Vollständigkeit oder Qualität der bereitgestellten Informationen und weiteren Informationen.

Es wird keine juristische Verantwortung oder Haftung für Schäden übernommen, die durch kontraproduktive Ausübung oder durch Fehler des Lesers entstehen. Es kann auch keine Garantie für Erfolg übernommen werden.

Der Autor übernimmt daher keine Verantwortung für das Nicht-Erreichen der im Buch beschriebenen Ziele.

Dieses Buch enthält Links zu anderen Webseiten. Auf den Inhalt dieser Webseiten haben wir keinen Einfluss.

Deshalb kann auf den dortigen Inhalt auch keinerlei Gewähr übernommen werden. Die verlinkten Seiten wurden zum Zeitpunkt der Verlinkung auf mögliche Rechtsverstöße überprüft.

Rechtswidrige Inhalte konnten zum Zeitpunkt der Verlinkung nicht festgestellt werden. Für die Inhalte der verlinkten Seiten ist ausschließlich der jeweilige Anbieter oder Betreiber der Seiten verantwortlich.

Das **Copyright** für veröffentlichte, vom Autor selbst erstellte Bilder, Grafiken, Tondokumente, Videosequenzen und Texte bleibt **allein beim Autor** des Buchs.

Eine Vervielfältigung oder Verwendung der Bilder, Grafiken, Tondokumente, Videosequenzen und Texte in anderen elektronischen oder gedruckten Publikationen ist ohne ausdrückliche Zustimmung des Autors nicht gestattet.

Der Autor behält es sich ausdrücklich vor, Teile der Seiten oder das gesamte Angebot ohne gesonderte Ankündigung zu verändern, zu ergänzen, zu löschen oder die Veröffentlichung zeitweise oder endgültig einzustellen.

Impressum

Veröffentlicht durch

Marco Reuter

Vinnhorster Weg 81

30419 Hannover

E-Mail: marco.reuter92@gmail.com

ISBN-13: 978-1546425014

ISBN-10: 1546425012

www.ingramcontent.com/pod-product-compliance
Lightning Source LLC
Chambersburg PA
CBHW022344290526
45786CB00014B/2458